NOTICE

SUR LES

EAUX THERMALES

D'ERLENBAD,

AVEC UNE NOUVELLE ANALYSE DE CETTE SOURCE
par M. le professeur BUNSEN, de l'Université de Heidelberg

PAR

LE DOCTEUR AIMÉ ROBERT,
DE STRASBOURG.

STRASBOURG,

Chez { DÉRIVAUX, LIBRAIRE, rue des Hallebardes, 24.
X. LE ROUX, LIBRAIRE, place Gutenberg, 162.

1854.

«Quand vous arrivez aux eaux minérales, faites comme si vous entriez dans le temple d'Esculape; laissez à la porte toutes les passions qui ont agité votre âme, toutes les affaires qui ont si longtemps tourmenté votre vie.»

(ALIBERT, *Prolégomènes aphoristiques*)

STRASBOURG, IMPRIMERIE DE L. F. LE ROUX.

AVANT-PROPOS.

En publiant ce court opuscule, mon but a été d'attirer l'attention des médecins sur un bain où un grand nombre de leurs clients se rendent tous les ans.

Nul doute que mes confrères de la contrée d'Achern ne se fussent mieux acquittés que moi de cette tâche ; mais l'Alsace, et Strasbourg surtout, fournissant à ces bains le plus fort contingent de baigneurs, il était donc plus convenable de publier une notice en français.

Ce travail, très-incomplet, servira, nous l'espérons, de jalons à des travaux plus sérieux lorsque ces eaux seront employées plus rationnellement, maintenant que la nouvelle analyse de M. le professeur Bunsen pourra fournir des indications plus précises sur leur emploi.

C'est à l'obligeance de M. le docteur Roller d'Illenau que je dois les renseignements qui m'étaient nécessaires. Qu'il reçoive mes remercîments bien sincères.

Strasbourg, le 10 mai 1854.

A. ROBERT,

Docteur-Médecin.

NOTICE

SUR

LES EAUX THERMALES D'ERLENBAD.

CHAPITRE I.

Topographie. — Description de l'établissement. — Prix. — Monnaies.

Erlenbad est situé dans la grand-duché de Bade, à trois quarts de lieues d'Achern, tout près de Sasbach où se trouve le monument élevé par la France à la mémoire de Turenne. On arrive à l'établissement des bains en traversant la vallée de Sasbachwalden, et ensuite de riants vignobles parsemés de bosquets de châtaigniers.

Cette contrée douce et riante est abritée des vents du nord par ses montagnes élevées de presque de 4,000 pieds badois (environ 1,200 à 1,300 mètres au-dessus du niveau de la mer). La petite vallée dans laquelle est situé Erlenbad descend des flancs des *Hornisgrunde*, de même que les vallées de Sasbachwalden, de Lauf et de Kappel. Elle est garantie à l'est par les *Hornisgrunde*, au nord par les montagnes de Bühl et de Lauf, et à l'ouest par les collines qui environnent Achern et Sasbach.

Établissement.

L'établissement des bains se trouve dans une des parties les plus pittoresques de la vallée; on aperçoit de là le château d'Aubach, celui de Brigitte, le vieux et le nouveau Windeck.

L'aspect de la maison des bains est des plus simples, comme si on avait voulu la mettre en harmonie avec la nature qui l'environne. M. Ketterer, le propriétaire, n'a rien négligé pour relever cet établissement et le mettre à même de soutenir une comparaison avantageuse avec ceux du même genre qui existent dans le grand-duché de Bade; aussi depuis quelques années le nombre des étrangers est devenu tellement considérable, qu'il a été obligé de faire plusieurs aggrandissements importants, entre autres la construction d'une grande salle à manger dans le jardin; cette salle, d'une construction pittoresque, s'harmonie parfaitement avec le magnifique panorama qui se déroule depuis là sous vos yeux. M. Ketterer, désireux de suivre la voie de l'amélioration et du progrès, a également construit dans le jardin un bain de lames *(Wellenbad)*, alimenté par le ruisseau limpide et glacé qui descend de la montagne, de sorte que les malades auxquels cette pratique hydrothérapique est prescrite pourront la suivre sans se déranger.

La maison même des bains a aussi été l'objet de changements importants : l'établissement se compose maintenant de quarante chambres renfermant environ cinquante lits, et de douze cabinets de bains. Ces appartements sont tenus avec une propreté remarquable. Des douches de différents calibres, ainsi que des douches ascendantes et descendantes ont également été établies. Douze vaches et six chèvres fournissent en abondance un lait délicieux aromatisé par les pâturages des montagnes voisines. On prépare aussi tous les matins du petit lait pour les malades auxquels il a été prescrit.

Quant à la table, elle est plus qu'abondamment servie, et la variété des mets permet à chaque baigneur de suivre le régime qui lui est prescrit. Les truites savoureuses des ruisseaux de la vallée, les coqs de bruyère, le cerf et le gibier de toutes espèces, sont des choses très-ordinaires sur la table d'Erlenbad. Les prix sont tellement modiques que les fortunes les plus médiocres peuvent venir jouir des bienfaits de ce bain. Nous croyons utile d'en donner un aperçu par le tableau suivant :

Prix.

	kr			fr	c
Dîner sans vin	40	=		1	45
Déjeûner au café	14	=		"	50
Café noir	6	=		"	20
Souper (à la carte).	kr		c.	fr	c
Chambre à un lit, de	15 à 36	=	de 50 à	1	20
Chambre à deux lits, de	24 à 48	=	de 80 à	2	"
Bain, de	9 à 12	=	de 30 à	"	40

Omnibus de la station à l'établissement et reciproquement, 50 centimes.

Le dîner a lieu à une heure.

Ajoutez à tout cela un genre de vie calme et paisible au milieu d'une nature ravissante; l'étiquette est proscrite de ce charmant séjour, les relations y sont suivies et agréables, enfin l'accueil cordial qu'on y reçoit, les soins empressés dont on est l'objet, ces petits riens qui rendent la vie heureuse, tout enfin concourt à vous faire regretter ce séjour enchanteur, lorsqu'on y a passé quelques semaines. Je ne parlerai pas dans ce chapitre des excursions charmantes qu'on peut faire dans les environs, j'y reviendrai plus tard; je dirai seulement qu'on trouve à très-bas prix dans l'établissement tous les moyens de transport nécessaires pour faire des parties de plaisir.

A Erlenbad comme dans tout le grand-duché de Bade, l'argent français est au moins aussi bien reçu que la monnaie du pays.

CHAPITRE II.

Histoire et description de la source. — Histoire chimique. — Propriétés physiques et chimiques. — Analyse de M. le professeur Bunsen, de Heidelberg.

La source minérale d'Erlenbad sort de terre au milieu d'une prairie située à douze minutes de l'établissement actuel des bains, où elle est conduite par des tuyaux en bois. On ne sait au juste à quelle époque remonte sa découverte, mais ce qui est authentique, c'est que les bains d'Erlenbad existaient déjà en 1660; à cette époque le *Curhaus* se trouvait à côté même de la source. Ces bains étaient très-fréquentés autrefois; mais deux incendies successifs et les troubles de la guerre causèrent leur abandon. M. Ketterer fils a nouvellement renfermé la source dans un puits en maçonnerie de 75 centimètres de largeur sur 6 mètres de profondeur. L'abondance de cette source est très-grande; elle fournit par heure 8000 *mass* badois d'eau, soit 28,000 litres ou 280 hectolitres par jour. Une promenade très-agréable conduit maintenant de l'établissement jusqu'à la source.

L'eau de la source est transparente; il s'échappe de sa surface, et à des intervalles assez courts, de grosses bulles de gaz. Sa saveur est légèrement salée, elle exhale quelquefois une odeur peu sensible d'œufs pourris.

Sa température est de 23 degrés centigrades (19 Réaumur). Cette eau minérale a déjà souvent attiré l'attention des chimistes et des médecins; la première analyse fut faite en 1821 par Salzer, ensuite par Kolreuter. Plus tard le même travail fut entrepris par Liechtenberger, d'Achern. Ces analyses offraient peu de différences entre elles, mais elles étaient cependant incomplètes. Enfin tout récemment le gouvernement badois, dans sa sollicitude éclairée pour les établissements thermaux, ordonna à ses frais une nouvelle analyse de l'eau qui nous occupe, et confia ce travail important au savant chimiste de Heidelberg, M. le professeur Bunsen, dont le nom est européen dans la science. C'est cette analyse que nous allons donner, ainsi que celles qui ont été faites antérieurement; on verra par une simple comparaison combien d'éléments précieux avaient échappé aux honorables chimistes qui se sont occupés de ce travail avant M. le professeur Bunsen.

Analyse des Eaux d'Erlenbad, d'après Salzer, *le* 10 *juillet* 1821.

Dans 100 pouces cubes :

Sel de cuisine	49,91 grains.
Gyps	19,00
Carbonate de chaux	4,50
Chlorure de chaux	0,81
Chlorure de magnésie	0,28
Total....	75,00

Analyse selon Liecutenberger.

Dans 16 onces :

Natrum muriatique	11,32	grains.
Natrum sulfurique	1,18	
Terre calcaire	1,17	
Terre muriatique	1,10	
Carbonate de chaux	0,96	
Substances organiques et de silice	0,16	
Total	15,89	

Composition de l'Eau minérale d'Erlenbad (grand-duché de Bade), par le docteur Bunsen, *professeur de chimie à l'Université de Heidelberg.*

La source d'Erlenbad est thermale, saline. Sa composition, par litre, est la suivante :

Bicarbonate de chaux	0,30737	grammes.
— de magnésie	0,00798	
— ferreux	0,00426	
Sulfate de chaux	0,34543	
— de magnésie	0,08318	
— de soude	0,07303	
Chlorure de sodium	1,41361	
— de potassium	0,08293	
— de lithium	0,00644	
Silice	0,02095	
Acide carbonique	0,07436	
Azote	0,01149	
Total	2,43103	

Traces de manganèse, d'acide phosphorique, d'iode, provenant de substances organiques.

Le poids spécifique de l'eau à 26° c. est de 1,0034.

Elle contient à 0° et à 76^{mm} de pression, 37,^{cc}18 d'acide carbonique libre et 9,^{cc}10 d'azote.

D'après les différents principes minéralisateurs de l'eau d'Erlenbad découverts par M. le docteur Bunsen, et d'après la température de cette source, elle appartient à deux catégories : d'abord sa température la fait classer dans les eaux thermales, et ses chlorures assez abondants lui assignent une place honorable parmi les eaux salines propremet dites. Nous ne parlons pas des substances qu'elle contient à dose plus faible, telles que le fer, ni des traces de manganèse, d'acide phosphorique et d'iode, bien que ces substances puissent jouer un rôle important dans leurs effets thérapeutiques, quoiqu'elles se trouvent dans cette eau à dose infinitésimale. Nous pourrions, à l'appui de cette assertion, citer des sources célèbres qui ne contiennent pas plus de principes minéralisateurs, et dont les vertus médicatrices ne sont mises en doute par personne.

CHAPITRE III.

Bibliographie. — Noms des auteurs qui ont écrit sur les eaux d'Erlenbad.

1. A. J. Schutz, *Instruction sur les eaux minérales de la Hub;* Carlsruhe, 1813.

2. Kœlreuter, *des Sources minérales dans le grand-duché de Bade;* années 2 et 3, 1822, p. 24.

3. Mees, *des Eaux d'Erlenbad et de l'Établissement de bain à Obersasbach*, description physique, chimique et médicale. (Voir Kœlreuter, p. 185.)

4. Baron de Fahnenberg, *des Eaux minérales du Kniebis et de la basse Forêt-Noire;* Carlsruhe, 1836.

5. J. Schreiber, *Baden, ses eaux minérales et ses environs;* Stuttgard, 1840, p. 203.

6. Docteur Heyfelder, *des Eaux du royaume de Wurtemberg, du grand-duché de Bade, de l'Alsace et des Vosges;* Stuttgard, 1846, 2e édition.

7. K. F. de Jagerschmid, *des Sources minérales et des Vallées de Baden et de la partie de la basse Forêt-Noire comprise dans le grand-duché de Baden;* Manheim, 1852.

8. Piton, *Strasbourg illustré,* ou *Panorama pittoresque, historique et statistique de Strasbourg et de ses environs*, p. 12 à 16.

CHAPITRE IV.

Emploi thérapeutique de l'eau d'Erlenbad.

Nous ne parlerons pas de l'action physiologique de l'eau d'Erlenbad, puisque nous n'avons pu suffisamment la constater. Quant à ses effets thérapeutiques, nous nous en rapporterons provisoirement à ce que disait à ce sujet un vieux praticien d'Achern, M. le docteur Mees, médecin cantonal.

« L'efficacité de cette eau minérale, qui ressemble par « ses propriétés à celle d'Ems, a été constatée dans beau- « coup de maladies chroniques et dans plusieurs indispo- « sitions ; elle est tonique, fait cesser les crampes ; elle « est adoucissante et résolutive, liquéfie et régularise la « circulation du sang. Elle est donc employée avec avan- « tage dans les maladies où les humeurs sont épaissies, « dans les roideurs des membres et des articulations, « dans les faiblesses provenant de longues maladies, dans « les faiblesses séniles, enfin dans tous les cas d'atonie « générale ou de quelque organe.

« Elle s'emploie également avec avantage contre la « goutte, contre les rhumatismes articulaires, contre les « névralgies, contre les congestions sanguines, contre les « hémorrhoïdes dont le flux a cessé, contre les scro-

« phules, contre les défauts de circulation capillaire et « contre les maladies de la peau en général. Elle active « la sécrétion des glandes et surtout la salivation ; elle « augmente la sécrétion biliaire, et fait par là cesser les « constipations opiniâtres ; elle régularise les fonctions « de la peau par une activité plus grande de cet organe, « et par là rend la respiration plus libre ; elle provoque « la sécrétion des glaires et l'évacuation des intestins ; « elle est diurétique.

« Le sel de cuisine qu'elle contient est reconnu pour « être le remède le plus efficace, tant par son usage ex- « terne que par son usage interne, dans les cas de scro- « phules et de faiblesse des organes digestifs ; aussi cette « eau se digère-t-elle très-facilement par les estomacs « débiles.

« Elle est reconstitutive par ses sels de chaux, et ré- « pare les constitutions affaiblies par les hémorrhagies « et toutes les maladies provenant d'une altération des « humeurs ou d'un ralentissement des sécrétions.

« Comme exemples de ce que nous venons d'avancer « sur les propriétés de cette eau, nous allons citer quel- « ques observations.

1. « La femme de J. H., d'O....., âgée de trente ans, « fut atteinte d'une fièvre nerveuse très-intense, à la suite « de laquelle elle conserva une insensibilité et une para- « lysie du pied gauche. Elle ne prit aucun médicament, « ne fit que prendre des bains d'Erlenbad. Ces bains lui « firent tant de bien, qu'elle put après quelques semaines « vaquer à ses affaires.

2. « S. K., d'O....., âgé de cinquante-neuf ans, souf-
« frait depuis longtemps de la goutte. Après de nom-
« breux accès, il eut les pieds contracturés. En 1813
« il fit usage des bains de cette source, et fut compléte-
« ment guéri.

« Après plusieurs autres guérisons, ces deux derniers
« cas spécialement, engagèrent l'ancien propriétaire à
« reconstruire un établissement aussi confortable que sa
« fortune le lui permit.

3. « Cette eau exerça aussi son efficacité sur un ouvrier
« tisserand de la Suisse, âgé de vingt-huit ans. Cet ou-
« vrier avait déjà eu plusieurs attaques de goutte, contre
« lesquelles il avait employé beaucoup de remèdes. Pen-
« dant qu'il travaillait chez J. St., à S....., il fut de
« nouveau atteint de rhumatisme articulaire aigu ; les
« membres se tuméfièrent, et les articulations des pieds
« et des mains se contracturèrent. Comme il ne pouvait
« se remuer, il fut transporté au bain. Par le traitement
« interne et externe de cette eau, il fut rétabli au bout
« de trois semaines.

4. « La guérison d'un instituteur retraité de N. F. ne
« fut ni moins rapide, ni moins étonnante. Cet homme,
« âgé de quatre-vingts ans, fut forcé, à la suite d'une ma-
« ladie très-douloureuse, de se servir de béquilles pour
« marcher. Il vint à Erlenbad, but de cette eau pendant
« trois semaines, prit des bains, et put de nouveau faci-
« lement marcher.

5. « Parmi tant d'autres malades auxquels cette eau a
« rendu la santé, se trouve une fille de G....., âgée de

« vingt et un ans. Par suite d'un service trop pénible, « son système de nutrition et de digestion s'était tout à « fait détérioré; elle devint chlorotique, ses époques se « supprimèrent, et elle tomba dans un affaiblissement « alarmant. Elle but de cette eau et prit des bains fré- « quemment : après quelques semaines de ce traitement « elle fut complétement rétablie. »

Si même l'opinion des médecins d'aujourd'hui, sur l'emploi de ces eaux, n'était pas conforme à celle du docteur Mees, et s'ils n'étaient pas d'accord sur les propriétés thérapeutiques de cette source, il faudrait cependant prendre en considération les observations consciencieuses de ce vieux praticien.

Quoique la température de cette eau ne soit pas très-élevée, et que les sels qu'elle contient ne soient pas très-abondants, il ne faudrait pas en conclure qu'elle est sans efficacité. Beaucoup de sources contiennent encore moins de sels, et sont cependant très-efficaces. Nous pourrions citer à l'appui de ce que nous avançons, deux sources célèbres, Baden-Baden et Louëche, qui donnent à l'évaporation très-peu de substances fixes.

Les eaux, très-riches en principes minéralisateurs, sont d'un emploi plus restreint, en ce sens qu'elles rencontrent plus de contre-indications de maladies ou de constitutions particulières. Par exemple, la source de Carlsbad guérit beaucoup de maladies contre lesquelles celle d'Erlenbad serait impuissante; mais les cas dans lesquels les eaux de Carlsbad ont nui et que celles d'Erlenbad ont guéri, sont assez nombreux.

Des cas analogues à ceux cités par le vieux médecin d'Achern sont traités tous les ans avec succès par les eaux d'Erlenbad.

Nous ne chercherons pas à expliquer les nombreux faits de guérisons qu'on observe à Erlenbad par l'action pharmaco-dynamique des sels que cette source contient; nous dirons seulement, d'après M. le docteur Mees et d'après l'expérience journalière, que l'emploi de ces eaux réussit très-bien dans plusieurs affections rhumatismales et goutteuses, dans certaines affections nerveuses, surtout lorsqu'il y a tendance aux congestions vers la tête ou vers la poitrine; dans ces cas il faut éviter une médication trop active, et c'est pourquoi l'eau d'Erlenbad est préférable à celles qui sont trop excitantes. Elle doit aussi obtenir la préférence lorsqu'on a affaire à des malades âgés. On l'emploi aussi avec succès dans les maladies de poitrine peu avancées, et dans les affaiblissements, suite de maladies graves.

L'air pur des environs d'Erlenbad est un puissant auxiliaire chez les personnes qui habitent ordinairement des endroits malsains. Qui ne sait combien le changement d'air a d'influence sur certaines maladies chroniques? Dans les fièvres paludéennes rebelles surtout, l'habitation d'un lieu imprégné d'émanations balsamiques suffit quelquefois pour arrêter les fièvres intermittentes contre lesquelles avaient échoué toutes les médications anti-fébrifuges.

Le docteur Heyfelder a conseillé le séjour d'Erlenbad pendant l'hiver à cause de sa température douce et son air pur. En effet, tandis que la neige couvre encore les cimes des montagnes voisines, Erlenbad, par sa position exceptionnelle comparée à celles des autres bains de la Forêt-Noire, jouit d'une température douce et égale. Le même auteur recommande aussi Erlenbad à cause de la tranquillité dont on y jouit. Dans le monde, les passions de toutes espèces, la vie agitée qu'on y mène, plongent l'organisme dans un état qui, sans être une maladie réelle, n'en attaque pas moins la vie jusque dans ses sources intimes par l'excitation exagérée et continuelle du système nerveux. Il se fait alors une dépense de forces qui n'est pas en harmonie avec l'organisme; de là ces affaissements nerveux qui plongent les malades dans des accès mélancoliques qui leur rendent la vie à charge. Le repos dans une contrée aussi calme et aussi pittoresque que l'Erlenbad ne contribue pas peu à rendre aux fonctions intellectuelles et physiques le ressort qu'elles avaient perdu par des excitations de tous genres. Aussi Erlenbad doit-il rester toujours un petit établissement de bain pour que ce but soit atteint. Ce séjour sera donc toujours choisi avec avantage par les médecins pour les personnes mélancoliques et les convalescents qui ne peuvent fréquenter les bains où l'étiquette amène avec elle tous les inconvénients inhérents à l'habitation des grands centres. Le voisinage d'Illenau offre aux malades la facilité de consulter M. le docteur Roller, directeur de l'établissement, ainsi que ses confrères.

CHAPITRE V.

Mode d'administration de l'eau d'Erlenbad.

L'eau d'Erlenbad s'emploie en bains, en douches, et à l'intérieur à la dose de trois à six verres le matin à jeun, ou avant le dîner. Il faut avoir soin de prendre de l'exercice après chaque verre, et ne boire le second que lorsque le premier sera passé. Si quelques malades préfèrent boire l'eau coupée avec du lait chaud, ils peuvent le faire sans inconvénient. Les personnes chez lesquelles les garde-robes ne sont pas régulières feront très-bien de mettre dissoudre dans le premier verre d'eau une ou deux cuillerées à café de sel de Carlsbad.

Les bains se prennent ordinairement avant le déjeûner, cependant quelques malades préfèrent se baigner entre dix et onze heures. Ceux qui prendront leur bain en se levant doivent faire après le bain une promenade un peu prolongée, ou se coucher un instant, pour que la réaction se fasse.

A Erlenbad, comme dans tous les bains, les circonstances du traitement sont à peu près les mêmes; les malades doivent s'habiller chaudement, surtout le matin et le soir, se nourrir bien sans faire d'excès, faire des promenades, des excursions en harmonie avec leurs forces, et avant tout bannir de leur esprit toute préoccupation de leurs affaires, à plus forte raison les soucis et les chagrins de la vie. Après souper, pendant les chaudes soirées d'été, une promenade d'une demi-heure à une heure sera très-utile, en prédisposant à un sommeil calme et réparateur. Les personnes qui viennent à Erlenbad pour se remettre d'excitations nerveuses de tout genre, ne doivent pas surtout négliger cet accessoire du traitement, et ne doivent jamais se mettre au lit avant que la lassitude et le sommeil les y invitent.

CHAPITRE VI.

Excursions. *

Nulle part les excursions ne peuvent être plus variées que depuis Erlenbad; ce petit bain se trouve placé à proximité des vallées les plus pittoresques de la Forêt-Noire; sur toutes les crêtes des montagnes environnantes on aperçoit des ruines imposantes de vieux châteaux; à chacun d'eux se rattache une légende ou un souvenir historique; le baigneur pourra faire tous les jours une nouvelle excursion, et il rencontrera tous les jours des sites plus variés et plus dignes de son admiration.

Nous allons indiquer rapidement les différentes excursions qu'on peut faire depuis Erlenbad, en indiquant en même temps les distances de l'établissement.

Les personnes qui veulent borner leurs promenades aux environs les plus rapprochés de ce séjour agréable, trouveront à quelques pas des bouquets de forêts, qui peuvent servir d'abri pendant les chaudes journées d'été, des fonds de vallées charmants parcourus par des torrents limpides qui forment ça et là des cascades harmonieuses.

* On peut consulter avec avantage l'ouvrage de M. le docteur Bader, *Guide du touriste dans la contrée d'Achern*, auquel nous avons beaucoup emprunté pour la description des lieux compris dans ce chapitre.

Tout près un charmant but de promenade est le château d'Aubach aux pieds de ses excellents vignobles; cette charmante habitation appartient maintenant à M. Eug. Hecht, de Strasbourg. En suivant le sentier qui passe sur la hauteur, on arrive à la vallée de Lauf dont le paysage intéresse vivement le touriste.

Derrière le village de Lauf se dressent sur un rocher escarpé les ruines imposantes du nouveau Windeck. A côté de la vallée de Lauf on aperçoit le romantique petit vallon de Neusatz. Le bain de la Hub, avec son établissement hydrothérapique, est situé à trois quarts de lieue d'Erlenbad.

La vallée de Kappel, à cinq quarts de lieue d'Erlenbad, est une des plus riantes de cette contrée; plusieurs ruisseaux descendants du Mummelsée et des Hornisgründe se réunissent au fond de la vallée pour former la petite rivière de l'Achern qui parcourt tout le long de la vallée.

Le village d'Ottenhœfen est admirablement situé au milieu d'un demi cercle où vient s'ouvrir une série de petits vallons plus pittoresques les uns que les autres. Depuis ce point on fait souvent des excursions au Mummelsée et aux ruines d'Allerheiligen ; derrière ce village s'élevaient les ruines du château de Hagenbruck; à quelque distance on aperçoit à côté d'une cascade tumultueuse l'Edelfraugrab (tombeau de la châtelaine). D'après une légende une baronne de Bosenstein aurait été murée à cette place par son mari qui, à son retour des croisades, avait acquis la preuve de son infidélité.

D'Ottenhœfen, en suivant la vallée de Grimmerswald,

on arrive aux Hornisgründe. Ce plateau forme la cime d'une montagne de 3887 pieds d'élévation, et son milieu est indiqué par une tour en pierres servant de signal. La vue depuis le sommet de cette montagne est tout ce qu'on peut imaginer de plus grandiose; le plus riche panorama se déroule sous vos yeux : d'un côté les montagnes, les vallées profondes de l'Ortenau de la Forêt-Noire; au sud la cime du Feldberg ; à l'ouest les campagnes riches et fertiles de l'Ortenau et de l'Alsace, traversées par le Rhin argenté; enfin, comme fond du tableau, les Vosges à demi-voilées par leurs vapeurs romantiques.

Au sud des Hornisgründe, les rochers s'affaissent brusquement et forment un vaste entonnoir d'un aspect sauvage, dans lequel se trouvent retenues les eaux du Mummelsée *(lacus Mirabilis)*. Ce lac a 2300 pieds de circonférence. Ses eaux, noirâtres et couvertes de nénuphars, reflètent en sombre le ciel et la verdure de ses bords. Le calme et la solitude effrayante de cette contrée justifient bien les traditions populaires de ce lac.

En suivant la vallée d'Unterwasser, qui débouche près d'Ottenhœfen, on arrive aux ruines d'Allerheiligen, ancien couvent de Prémontrés.

Les ruines encore majestueuses de cette ancienne abbaye sont situées dans un profond ravin, au fond de la vallée de Lierbach, la contrée bien certainement la plus sauvage et la plus pittoresque de la Forêt-Noire. En parcourant ces ruines et en s'arrêtant sous les voûtes élevées de l'église de ce monastère, on éprouve un sentiment de profonde mélancolie mêlée d'un certain charme. Ces chapitaux brisés gisant çà et là, ces colonnes et ces murs s'élevant au milieu des décombres, forment un contraste frappant avec les sapins vivaces qui les environnent, et avec quelques modestes habitations qui s'abritent à côté de ces ruines.

Ce couvent fut fondé par la duchesse Uta de Schauenburg, fille du riche comte palatin Godefroi de Calw et de la belle Luitgarde de Zæhringen. Le dernier abbé de ce monastère se retira en 1802 à Lautenbach, après la sécularisation de son ordre, et lorsqu'on s'occupait de trouver une destination à ce magnifique monastère, la foudre le consuma presque en entier le 6 juin 1803. La partie la mieux conservée sert de demeure à un forestier, chez lequel on trouve une table excellente et tous les rafraîchissements désirables.

Quant à peindre l'impression produite par la vue imposante des cascades, il faudrait une plume plus exercée que la mienne, et je préfère citer la lettre d'un touriste distingué à un de ses hôtes du duché de Bade :

« Monsieur, lorsque je traversai votre beau pays, vous « m'engageâtes à consacrer une journée à visiter la con- « trée d'Allerheiligen. Je viens vous en témoigner toute « ma reconnaissance ; car vous m'avez ainsi procuré une « jouissance que je n'oublierai pas de si tôt. Cette con- « trée a entièrement répondu à la description que vous « m'en aviez faite. Après avoir vu ce que l'Allemagne et « la Suisse offrent de plus beau sous ce rapport, je dois « avouer que les scènes de la nature dans cette partie

« inconnue de la Forêt-Noire, sur laquelle vous avez eu « la bonté d'attirer mon attention, peuvent hardiment « soutenir la comparaison avec tout ce que les pays que « j'ai parcourus offrent de pareil, et même les surpas- « sent très-souvent. En effet, les ruines du couvent « d'Allerheiligen, dans leur vallon solitaire et tranquille, « sont des plus pittoresques; mais les cascades! l'avoue- « rai-je, je ne trouve encore à présent aucune expression « capable de rendre mon admiration. J'y allai dans le « temps le plus favorable : les cascades avaient tout leur « volume d'eau, et le feuillage qui les entourait était de « la plus belle verdure. Si le lit du torrent était en ligne « directe, on aurait depuis en bas la vue des sept cas- « cades : ce serait tout ce qu'on pourrait trouver de plus « grandiose; mais il échappe à l'œil par ses brusques « contours. D'un autre côté c'est aussi un avantage : le « sentier suivant exactement ces sinuosités, l'ensemble « présente une vallée plus romantique. Lorsque j'arrivai « au bas des cascades, je dus me reposer, non-seule- « ment de corps, mais presque davantage d'esprit; car « j'étais saisi par l'impression que ces parois colossales « de rochers, ces aiguilles hardies, ces cascades écu- « mantes et mugissantes avaient faite sur mon âme. « Comme je l'ai dit, je n'oublierai jamais le jour d'Aller- « heiligen, et je me rappellerai toujours avec reconnais- « sance votre bonne amitié. Veuillez agréer etc. »

Revenons maintenant dans la plaine. A trois quarts de lieue d'Erlenbad se trouve la petite ville d'Achern, avec deux mille habitants. On y remarque la petite chapelle de Saint-Nicolas, construite au commencement du treizième siècle : on prétend, mais à tort, qu'elle renferme la dépouille mortelle de Turenne; le cœur seul du héros doit s'y trouver, d'après la suite des Mémoires de Turenne.

Cette petite ville d'Achern a un aspect particulier, un air d'aisance et de propreté qui vous donne envie d'y séjourner; l'hospitalité cordiale qu'on y reçoit est peut-être une des causes du plaisir qu'on y éprouve. Deux excellents hôtels, *l'Aigle* et *la Poste*, peuvent répondre à toutes les exigences des voyageurs et des touristes les plus difficiles. A quelques minutes de la ville se trouvent les *Bierkeller*, d'où l'on jouit d'une vue magnifique.

A un quart de lieue d'Achern se trouve Illenau, le magnifique hospice d'aliénés, un des modèles en ce genre. Cet établissement, assis au pied de la montagne, sur les bords de l'Illenbach, est parfaitement situé au point de vue hygiénique; il fut bâti de 1837 à 1842, et peut contenir quatre cent soixante aliénés. Le terrain dépendant de cet établissement a cinquante arpents d'étendue, dans lesquels se trouve enclavée une petite colline boisée qui sert souvent de promenade aux malades. Les bâtiments sont distribués avec une parfaite entente du but de cet hospice. Les malades y sont séparés par sexes, par catégories et par genre de maladies, de manière que chaque classe est isolée, a son préau et son dortoir particulier. C'est un des établissements les plus intéressants à visiter pour un médecin philosophe. Quant à la direction morale et médicale de ce triste asile, elle est au-dessus de tout éloge : la religion, les arts, la musique surtout, les métiers, l'agriculture, tous les moyens sont employés avec un esprit philosophique élevé pour rendre à ses malheureux habitants la raison s'ils doivent la recouvrer. Plusieurs médecins distingués sont attachés à cet établissement, et le directeur, M. le docteur Roller, consacre son existence entière à l'étude et au soulagement de la plus triste maladie dont puisse être affectée l'humanité.

J'allais oublier de parler de la charmante et romantique vallée de Sasbachwalden, qui est le but d'une des plus charmantes excursions qu'on puisse faire depuis Erlenbad. On y arrive après une heure de marche par un chemin très-large et très-commode; on passe devant Illenau et les collines qui dominent l'établissement. Sur le versant méridional on remarque d'excellents vignobles. C'est à l'entrée de cette vallée, à gauche, sur une petite colline, que se récolte le fameux vin de Schelzberg. Du sommet de ce vignoble on jouit d'une vue délicieuse sur Achern et la vallée du Rhin.

En remontant la vallée pendant une heure, on arrive aux ruines du château de Brigitte, d'où le point de vue est magnifique et des plus complets : l'œil embrasse d'un seul coup les Hornisgründe, l'entrée des vallées de Grimmerswald et de Seebach, la chaîne des montagnes de l'Ortenau, avec leurs fermes et leurs villages pittoresques, leurs vieux châteaux en ruines; au loin on voit la plaine du Rhin, depuis Schlestadt jusqu'à Rastatt.

Nous ne voulons terminer ces excursions sans dire un

mot du monument de Turenne. Il se trouve tout près de Sasbach, village situé entre Achern et Erlenbad; il fut érigé au lieu même où Turenne rendit le dernier soupir, le 27 juillet 1675. Le terrain qu'il occupe fut donné à la France par le cardinal de Rohan, évêque de Strasbourg, qui était à cette époque possesseur de la seigneurie d'Oberkirch, dont dépendait Sasbach. Le monument actuel a coûté 80,000 francs au gouvernement français, et est confié à la garde d'un invalide.

L'inscription est très-simple; d'un côté on lit :

ICI FUT TUÉ TURENNE,
le 27 juillet 1675.

Sur la face antérieure et la face postérieure :

LA FRANCE A TURENNE.
Érigé en 1829.

A côté de ce monument on remarque une simple pierre triangulaire, sur laquelle on lit :

ICI FUT TUÉ TURENNE.

C'est le premier monument qui fut élevé après la mort du héros français.

CHAPITRE VII.

Communications.

Les communications depuis Erlenbad sont des plus faciles. Le chemin de fer n'est qu'à une portée de fusil d'Achern ; la station est la plus rapprochée d'Erlenbad ; l'omnibus des bains s'y trouve à chaque convoi. Les personnes qui veulent faire de longues excursions ou aller de temps en temps surveiller leurs affaires, peuvent profiter de cinq convois montants et descendants par jour.

On va de Kehl à Erlenbad en une heure et demie.

NOTA. *Les bains s'ouvrent le 15 mai, et ne se ferment qu'à la fin d'octobre.*

www.ingramcontent.com/pod-product-compliance
Ingram Content Group UK Ltd.
Pitfield, Milton Keynes, MK11 3LW, UK
UKHW032027260826
14628UKWH00006B/2771

9 782019 64180